Pawan Agarwal

"PAPEL DA FENITOÍNA NA CURA DE GRANDES CAVIDADES DE ABSCESSO"

Pawan Agarwal

"PAPEL DA FENITOÍNA NA CURA DE GRANDES CAVIDADES DE ABSCESSO"

Fenitoína, cura, cavidades de abcesso

ScienciaScripts

Imprint

Any brand names and product names mentioned in this book are subject to trademark, brand or patent protection and are trademarks or registered trademarks of their respective holders. The use of brand names, product names, common names, trade names, product descriptions etc. even without a particular marking in this work is in no way to be construed to mean that such names may be regarded as unrestricted in respect of trademark and brand protection legislation and could thus be used by anyone.

Cover image: www.ingimage.com

Este livro é uma tradução do original publicado sob ISBN 978-3-8433-9237-2.

Publisher:
Sciencia Scripts
is a trademark of
International Book Market Service Ltd., member of OmniScriptum Publishing Group
17 Meldrum Street, Beau Bassin 71504, Mauritius
Printed at: see last page
ISBN: 978-620-2-73020-4

Copyright © Pawan Agarwal
Copyright © 2021 International Book Market Service Ltd., member of OmniScriptum Publishing Group

"PAPEL DA FENITOÍNA NA CURA DE GRANDES CAVIDADES DE ABSCESSO" PAWAN AGARWAL

MBBS, MS, M.Ch, MNAMS, DNB, Ph.D., FICS (Cirurgião Plástico)

CONTEÚDO-

INTRODUÇÃO

A história da cura de feridas é tão antiga como a história da humanidade. [1] Desde a época da existência do homem primitivo até à sua apresentação, a espécie teve de lidar com o problema da cura das feridas. Nas tentativas de promover a cura de feridas, as feridas foram cozidas, congeladas, secas, stressadas, manchadas, rasgadas, picadas, queimadas, arrefecidas, manchadas e tratadas com uma grande variedade de agentes tópicos e técnicas de curativos. Inspirados pelo forte desejo de ajudar à cicatrização, ganharam pouco controlo, se algum, sobre a taxa de qualidade de cicatrização. Embora os resultados fossem desencorajadores, muitos trabalhadores pioneiros avançaram com muitas hipóteses e provas de factores que influenciam a cicatrização de feridas.

Na prática cirúrgica, a resposta do tecido vivo às lesões constitui a base. A cicatrização de feridas continua a ser um grande problema na prática cirúrgica, devido à nossa incapacidade de acelerar o processo de cicatrização.

As cavidades de abscesso são um problema extremamente comum nas clínicas cirúrgicas da Índia. Um abcesso é definido como "recolha de pus rodeado por membrana piogénica".

Apresenta-se com todos os sinais clássicos de inflamação. Os abcessos são frequentemente secundários às injecções que envolvem técnicas estéreis impróprias e/ou o uso de agulhas ou seringas contaminadas. Os abcessos mamários são também muito comuns.

Existem três variedades de abcessos vistos na prática cirúrgica comum.

1. Abscesso pirogénico - O mais comum pode resultar de celulite, linfadenite aguda, os organismos podem entrar directamente através da ferida penetrante ou da extensão local a partir de uma ferida adjacente. Foco da infecção através de propagação hematogénica ou linfática a partir da distância.

2. Abscesso Pyaémico - geralmente resultados múltiplos quando a embolia

infecciosa circula nos depósitos de sangue em diferentes partes do corpo.

3. Abscesso frio - Como resultado de uma infecção tuberculosa.

A incisão e drenagem juntamente com antibióticos sistémicos e locais são elementos necessários para o tratamento destas cavidades de abscesso. Contudo, algumas cavidades são relutantes e lentas a sarar e levam a uma morbilidade prolongada.

Os métodos convencionais utilizados para obliteração de cavidades de abscesso são a embalagem da cavidade com rolo de calibração embebido em acriflavina ou betadina, dreno de borracha canelada e pó antibiótico tópico, mas todos estes métodos não têm qualquer saída satisfatória e a cavidade de abscesso redundante continua a chorar durante semanas.

Os antibióticos impedem a formação de pus durante a fase infecciosa. Uma vez que o pus não tenha formado antibióticos por muito sensível que seja, nem acelera a sua cura.

O princípio do "curativo de feridas com fenitoína" descrito pela primeira vez há 50 anos nos humanos, parece oferecer vantagens em termos do ritmo a que a ferida cicatriza. [2] O efeito de diferentes agentes tópicos e sistémicos na cicatrização de cavidades de abcesso tem sido objecto de extensa investigação, mas poucos dos estudos foram devidamente controlados.

Embora se saiba há cerca de 50 anos que a fenitoína pode acelerar a cicatrização de feridas, apenas houve relatos isolados da sua utilização na cicatrização de queimaduras, úlceras não cicatrizantes, úlcera do pé diabético e feridas de mísseis de guerra. Existe muito pouca documentação autêntica sobre a utilidade da fenitoína na cicatrização de feridas como procedimento padrão. Assim, o presente estudo é realizado para avaliar o papel da fenitoína na cicatrização de cavidades de abscesso, e os resultados foram também comparados com o método convencional. Tentámos estabelecer se a substituição do método convencional por tratamento com fenitoína se justifica ou não.

METAS E OBJECTIVOS

1. Para determinar a incidência e etiologia de vários tipos de abcessos.
2. Avaliar a eficácia da fenitoína em comparação com os métodos convencionais, no tratamento de grandes cavidades de abscesso.
3. Para comparar os resultados de vários regimes de terapia com fenitoína.

REVISÃO DE LITERATURA...

"A medicina também conhecida como arte de curar" enquanto os métodos curativos estão a ser definidos e desenvolvidos a um ritmo rápido, a cura continua a ser o principal objectivo do médico. O cirurgião depende da cura para consolidar o seu triunfo e para minimizar os seus erros. A precisão aliada à doçura continua a ser o trabalho do cirurgião verdadeiramente grande, porque promovem o poder de curar. Face a um paciente que perdeu este poder de curar, os cirurgiões mais famosos são reduzidos à impotência".

Existem 3 fases de cicatrização de feridas:

1. Fase da inflamação (dias 1 - 4)
2. Fase de proliferação (tecido de granulação) (Dias 5 - 20)
3. Fase de diferenciação (tecido cicatrizado) a partir do dia 20 - em diante.

O homem é susceptível a feridas e isso tem levado a pensar na cura, desde a fase muito precoce do desenvolvimento humano. O registo mais antigo de tratamento de feridas encontra-se nos Vedas

i.e. 3000 anos a.C. O primeiro registo médico que descreve feridas e a sua gestão incluído em Edwin Smith Papyrus (1700 a.C.) (48 relatórios de casos). Susruta (600 a.C.) foi o cirurgião pioneiro que contribuiu muito para o conhecimento da cicatrização de feridas. Utilizou Shalya Tantra para a gestão de feridas.

Hipócrates, o pai da Medicina em 400-350 A.C, deu a primeira descrição da cura por primeira e segunda intenção. Ele reconhece que o "Descanso e Imobilização" são de primordial importância na cicatrização de feridas. Ele também descreve os sintomas da supuração e diz que, nestes casos, os medicamentos devem ser aplicados.

Galen no século II teve a ideia de que a cocção ou supuração é uma parte essencial da cura de feridas. Mas esta atitude em relação à cicatrização de feridas produziu resultados desastrosos. Roger e Roland escreveram no período medieval da história da medicina no século XII que nenhum erro pode ser maior do que a geração de pus nas feridas. Henri de Modevilk no século XIII diz que "as feridas secam muito melhor antes da supuração do que depois dela". Durante o século XIV, surgiu a nova era de gestão de feridas e os cirurgiões assumiram uma postura agressiva em relação à gestão de feridas. Foram tomadas medidas activas e dramáticas para "Ajudar as feridas a sarar". A aplicação de óleo fervente, cautério quente e água escaldante substituiu a lavagem suave por água morna fervida e a aplicação de sais suaves chamados "cuidados suaves com feridas".

No século XVI, Paracelsus introduziu banhos minerais e foi um dos primeiros a analisá-los, considerado o zinco como uma substância elementar. Em meados do século XVI, o cirurgião do Exército Ambrose Par'e redescobriu métodos suaves e demonstrou que a água a ferver, a cauterização das feridas prejudicava em vez de melhorar a cicatrização das feridas. O seu famoso ditado "Eu vesti a ferida e Deus curou-a" ainda é válido.

John Hunter, Joseph Lister e muitos outros biólogos clínicos, contribuíram para a ciência da cura de feridas. Eles demonstraram que a minimização da lesão dos tecidos produz uma cura rápida e eficaz, designada como conceito de interferência mínima. O conceito de Antisepsia de Joseph Lister abriu o caminho para um tremendo crescimento da cirurgia e, como consequência, para o aumento do conhecimento sobre a cicatrização de feridas. Ele trabalhava constantemente para melhorar os curativos de feridas a partir dos primeiros dispositivos de massa, blacktin, camadas de seda oleada de bitola e spray de ácido carbólico.

Alexis Carrel mostrou que uma ligeira lesão estimulava a cicatrização de feridas; o fenómeno do período latente e juntamente com Du Nouy (1916) desenvolveu uma fórmula empírica para prever a taxa de cicatrização de feridas. Logicamente, a afirmação de John A. Schilling (1968) de que "nada iria acelerar o processo de cicatrização de feridas" parece ser sem qualquer apoio científico, uma vez que a cicatrização de feridas é um evento enzimático e bioquímico e qualquer coisa que acelere ou desacelere a bioquímica; os eventos irão afectar o processo de cicatrização.

A cura e reparação não é simplesmente a liga dos cirurgiões, mas é a sua linha de vida, a menos que o cirurgião organize as suas prioridades para ajudar na cura, mobilizar a resistência à infecção e controlar a cicatrização excessiva, ele será pouco mais do que um cirurgião do século passado que, de alguma forma, encontrou uma sala de operações moderna. Inspirados por todos estes esforços, os cirurgiões ainda estão em busca da melhor medicação para uma cicatrização mais rápida e controlada das feridas, pelo que a utilização da fenitoína é outro passo com um desejo básico de acelerar a cicatrização das feridas. **FENITOINA**

"A fenitoína é uma droga primária para todos os tipos de epilepsia excepto as crises de ausência; tem sido estudada minuciosamente em laboratório e clínica do que qualquer outro agente anti - epilepsia. A fenitoína foi 1ª sintetizada em 1908 por Blitz. Mas a sua actividade anticonvulsiva só foi descoberta em 1938 (Merritt e Putnam) e foi introduzida para tratamento sintomático da epilepsia no mesmo ano. Mas o seu papel terapêutico na cura foi descrito pela primeira vez por Bodkin em 1945, que utilizou fenitoína em doentes com prurido e para a cura.

Modo de Acção: O seu modo de acção como antiepiléptico é bem conhecido, mas o seu modo de acção na cura de feridas ainda não é conhecido. Mas o seu modo de acção suspeito na cicatrização inclui redução do edema e inflamação tanto na base como nas margens da ferida, separação precoce do slough, aumento da proliferação de fibroblastos e produção de colagénio e aceleração do crescimento de tecidos de granulação saudáveis, possivelmente estes efeitos são devidos à acção anti-inflamatória da fenitoína e à sua acção anti-inflamatória.

A capacidade de estabilizar a membrana celular e de reduzir a libertação dependente do cálcio de vários produtos celulares (incluindo lisozimas e colagenase), insulina, calcitonina e neurotransmissor pode também contribuir para as propriedades curativas da fenitoína. A inibição da libertação de vasopressores também pode estar envolvida.

A redução da colonização e infecção bacteriana pode ser devido a um efeito directo ou indirecto da fenitoína. No entanto, alterações locais do pH, melhoria da circulação local e/ou função imunológica na ferida tratada com fenitoína poderiam fornecer a explicação.

Farmacocinética - A absorção pelo intestino é lenta o nível máximo de sangue atingido após 8 horas de administração. A absorção é mais errática a partir do local após a instilação do fármaco a nível terapêutico a 90% de proteína plasmática ligada. É amplamente metabolizado no fígado por hidroxilação do anel fenílico; é mais do que conjugado e excretado como glucuronídeos.

Preparação e dosagem - Fenitoína de sódio está disponível

em cápsulas de 50 e 100 mg

100 mg comprimidos

50 mg/ml de solução esterilizada

A dose habitual é de 300 mg - 400 mg diários por via oral (máximo de 600 mg).

A fenitoína foi sintetizada pela primeira vez por Blitz em 1908 mas foi até 1938 quando Merritt e Putnam estabeleceram a sua utilização como agente antiepiléptico antiarrítmico e anti neurológico. Kimball em 1939 observou pela primeira vez hiperplasia gengival em alguns epilépticos que eram tratados pela fenitoína e estimulou o uso da fenitoína na cicatrização de feridas. O seu papel terapêutico na cura foi descrita pela primeira vez pelo bodkin3 em 1945, utilizando fenitoína em pacientes com prurido ani para a cura.

Shapiro4 realizou o 1º ensaio clínico controlado em 1958. Verificando que o doente de doença periodontal e feridas cirúrgicas, que foram tratadas com fenitoína, tinha menos inflamação, menos dor e cura acelerada da ferida em comparação com o controlo. Na secção histológica houve uma acentuada aceleração da actividade fibroblástica, organização do coágulo e proliferação epitelial em comparação com o grupo de controlo. Subsequentemente estas descobertas foram substanciadas e alargadas em França e na Alemanha Oriental. Este trabalho foi realizado por um número de pessoas como Savini et al [5] e Chikni et al6. Todos estes confirmaram as descobertas de Shapiro.

No entanto Shafer Beatty e Davis [7] demonstraram que os ratos tratados com Dilantin mostram um aumento acentuado da resistência à tracção das suas feridas cicatrizantes devido ao aumento da síntese de colagénio, os mesmos mecanismos subjacentes à hiperplasia gengival que ocorre nos jovens epilépticos sob terapia com Dilantin.

Forscher et al8 (1957) não conseguiram encontrar quaisquer diferenças significativas no teor de hidroxiprolina do tecido do palato curativo entre ratos controlados e ratos tratados com Dilantin. Em 1960 Houck JC et al9 (1960) publicaram um artigo descrevendo os efeitos das injecções diárias massivas de Dilantin sódio sobre a distribuição de hidroxiprolina, azoto e hexosamina dentro do tecido conjuntivo (pele) do rato. Concluiu que o Dilantin produz 4 grandes alterações na química dérmica.

1. Uma diminuição acentuada na água dos tecidos de 55 a 30% e na gordura dérmica de 12,5 a 0,2%.
2. Um aumento acentuado do colagénio (50%)
3. Um aumento acentuado da Hexosamina (37%)
4. Um aumento acentuado da proteína não colagenase.

Em 1965, Simpson et al10 relataram um rasto clínico controlado mostrando uma melhoria na cura de úlceras de perna de pacientes tratados com fenitoína. O paciente tratado com placebo teve um agravamento das suas úlceras de perna.

Em 1972, a Bazin S11 demonstrou aumentar a produção e maturação de colagénio em pele normal e tecido de granulação sob o efeito da fenitoína.

Em 1980, Bauer12 estudou o efeito da terapia com fenitoína na epidermólise bolhosa distrófica recessiva (RDEB) e propôs o mecanismo de acção da fenitoína sobre a colagenase. Administrou fenitoína em 17 pacientes por via oral. Desde que o aumento da colagenase na pele humana foi implicado na patogénese da RDEB e descobriu que a droga não inibe directamente a actividade da colagenase, mas inibe a síntese e secreção da colagenase in vivo, bem como in vitro.

Em 1980 Kosugi et al13 demonstram que a fenitoína inibe a produção de peróxido lipídico um produto que está envolvido no processo de inflamação.

Em 1983 Rodriguez14 aplicou fenitoína em pó a várias úlceras, queimaduras e outras superfícies de feridas e demonstrou uma melhoria significativa na dor, diminuição do exsudado da ferida, contaminação bacteriana e aceleração da cicatrização da ferida. A secção histológica das biópsias de feridas mostrou 3 características de feridas tratadas com fenitoína, ou seja, aumento dos fibroblastos, aumento do conteúdo de colagénio e aumento da neovascularidade.

Chapa et al15 utilizaram fenitoína tópica em várias úlceras e queimaduras de 2º grau. No seu estudo original controlado de úlceras de tecidos moles de etiologias variadas, o grupo tratado com fenitoína teve um tempo médio de cura de 21 dias, em comparação com 45 dias no grupo de tratamento padrão. No seu estudo das queimaduras de 2º grau, os grupos que receberam fenitoína oral, fenitoína tópica, fenitoína oral + tópica e tratamento padrão foram comparados. O tempo médio de cura no grupo de controlo foi de 30 dias no grupo da fenitoína oral 22,4 dias, o grupo tópico

15,7 dias, e o grupo oral mais tópico 15,4 dias. Alívio e redução rápida da dor local em contaminação bacteriana foram notados em ambos os estudos. Desde 1983, trataram mais de 750 pacientes com fenitoína tópica com resultados que confirmam as suas descobertas originais. Estudos bacteriológicos in vivo indicam que o efeito antibacteriano da fenitoína é indirecto, isto é, em virtude do seu aumento de cura.

Rubio [16] descreveu o seu estudo piloto inicial no qual tratou sete pacientes com ulcerações crónicas dos membros inferiores refractários associadas à lepra nodular avançada. Três pacientes foram completamente curados após 6 semanas de tratamento com fenitoína. Os restantes quatro pacientes mostraram uma melhoria substancial.

Boggert17 descreveu um grupo de 27 pacientes com 40 úlceras tróficas intratáveis que foram tratados com fenitoína tópica (e em alguns casos com fenitoína oral) durante 3 a 6 semanas, vinte pacientes tiveram cura completa de pequenas úlceras e redução significativa do tamanho das lesões moderadas a grandes com diminuição dos exsudados e aparecimento de tecido de granulação vermelha abundante, sete outros mostraram uma melhoria moderada. Nenhuma das úlceras se agravou. Boggert também descreveu o uso de fenitoína oral em 30 pacientes com líquen plano tratados durante 2-24 semanas. 14 pacientes mostraram uma resolução completa do seu líquen plano, 11 melhoraram (redução de 60% nas lesões) e o seu prurido foi eliminado.

Malhotra18 relatou o seu tratamento de 43 pacientes com úlceras de lepra tróficas refractárias com fenitoína tópica em comparação com um grupo de controlo combinado de 17 pacientes tratados com óxido de zinco tópico, setenta por cento dos pacientes tratados com fenitoína mostraram uma cura completa, em comparação com apenas 6% no grupo de controlo tratado com zinco.

S.P. Bajaj19 realizou um ensaio clínico controlado em pacientes com queimaduras de segundo e [terceiro] grau de 15-50% da superfície corporal. Vinte e dois pacientes foram tratados com fenitoína tópica e 30 com sulfadiazina de prata. Os pacientes do grupo da fenitoína queixaram-se de menos dor e estavam mais confortáveis e móveis. Têm também menos perda de fluido para queimaduras. A colonização da ferida era comparável nos dois grupos, mas a actividade dos fagócitos estava menos deprimido com o tratamento com fenitoína. O tempo médio de cura para queimadura superficial de 2º grau foi ligeiramente menor no grupo da fenitoína (18,2 dias) do que no grupo da sulfadiazina de prata (20 dias). Em queimaduras mais profundas, a área média curada sem necessidade de enxerto foi de 60% com fenitoína e apenas 40% com terapia padrão após 30 dias de tratamento. É importante notar que não encontraram absorção trans da fenitoína em 12 dos 13 pacientes em que foi medida. Num paciente foi encontrado um nível sanguíneo baixo, mas detectável, de fenitoína.

El-Zayat20 apresentou os seus resultados de fenitoína tópica em feridas relacionadas com mísseis de guerra, úlceras de decúbito e queimaduras para alívio imediato da dor, diminuição dos exsudados das feridas e contaminação bacteriana. A formação de tecido de granulações melhoradas e a cicatrização significativamente mais rápida das feridas caracterizaram os grupos de fenitoína. 20 doentes com feridas de mísseis intratáveis cicatrizaram em 2-4 semanas (não foi necessário enxerto). Em 15 doentes com úlceras de decúbito tratadas com fenitoína, a cicatrização ocorreu em 1 - 3 semanas (com um enxerto necessário) versus 6 - 8 semanas (5 enxertos necessários) no grupo de controlo. 25 doentes queimados, com uma área de queimadura média de 20-30% cicatrizaram num período médio de 4 - 6 semanas, em comparação com os controlos históricos, necessitando de 10 - 12 semanas. Não foram necessários antibióticos nestes doentes.

Modaghegh21 tratou 19 pacientes com feridas de mísseis e seis pacientes com várias úlceras intratáveis com fenitoína tópica em pó de sódio. Vinte e dois pacientes mostraram cura completa em 4 semanas. Três necessitaram de enxertos de pele para o encerramento final, 17 dos 25 tinham cultura inicial positiva da ferida. Todos eram negativos após 1 semana de tratamento com fenitoína. O uso de fenitoína de sódio causou alguma queimadura transitória no local da ferida.

Swamy et al22 demonstram a eficácia da fenitoína tópica no tratamento da úlcera do pé diabético. A eficácia da fenitoína tópica no tratamento da úlcera do pé diabético foi avaliada em estudo controlado em doentes 50 doentes foram tratados com fenitoína tópica e 50 doentes foram vestidos com pensos oclusivos estéreis secos. Estes pacientes foram compatível com a idade sexo e áreas de úlcera, profundidade, cronicidade e infecção Ambos os grupos melhoraram, mas as úlceras tratadas com fenitoína tópica sararam mais rapidamente, o tempo médio para a cura competitiva foi de 21 dias com fenitoína e 45 dias com controlo. A diferença observada foi estatisticamente significativa.

Vijayashingham et al23 estudaram o efeito da fenitoína nos queratinócitos epidérmicos humanos e nos fibroblastos cutâneos in vitro. As culturas celulares foram expostas a concentrações crescentes de fenitoína de $10^{(-9)}$ a $10^{(-4)}$ na presença de 1 e 10% de soro suplementado com meio. Além disso, o efeito da fenitoína na migração das células epidérmicas (epibólio) foi investigado utilizando a cultura de órgãos da pele humana. Não se observou qualquer estimulação do crescimento celular e apenas uma ligeira toxicidade que afecta os queratinócitos foi observada na concentração mais elevada. Do mesmo modo, não se observou qualquer efeito, uma vez que a migração de células epidérmicas in vitro foi observada. A ausência de um efeito directo in vitro sugere que qualquer efeito in vivo não resultou da interacção entre fenitoína e queratonócitos ou fibroblastos, mas possivelmente devido à modulação indirecta através de outro tipo de células, tais como células inflamatórias ou linforecticulares.

Kuebel et al [24] estudaram o efeito da fenitoína e/ou Beta-amino proprionitrite numa ferida periosteal induzida cirurgicamente, na inserção dos músculos adutor longus e pectineus em ratos aos 7 dias após a ferida. A fenitoína facilita e o BAPN exacerba o processo de reparação, como indicado pelo tamanho da resposta periosteal. A fenitoína aumentou a percentagem de osso presente na resposta e tanto a fenitoína como a BAPN reduziram a quantidade de cartilagem presente.

Lodha et al [25] realizaram um ensaio clínico e um ensaio controlado por modelo animal, na sua avaliação do efeito da fenitoína na cicatrização de feridas. No ensaio clínico tratou 20 pacientes com grandes cavidades de abcesso glúteo com uma dose definida de fenitoína de 20 mg/cm2 oito pacientes que receberam terapia padrão (ureia salina Eusol etc.) foram controlados, tecido de granulação saudável aparece no 3º dia no grupo da fenitoína e forma dia 10-15 nos controlos. A media a taxa de contracção da ferida e a redução média do volume da ferida foi de 2,86 cm2/dia e

0,89 ml/dia respectivamente com fenitoína em comparação com 2,17 cm2/dia e 0,62 ml/dia em controlo.

Nos estudos com animais, Lodha e os seus colegas utilizaram uma incisão de 2,5 cm na parede abdominal anterior de cobaia e mancharam a ferida tratada com controlo e fenitoína com uma mancha resistente de proteus e Kliebsiella, tendo sido feita uma medição cuidadosa da ferida e um estudo bacteriológico e histológico. No grupo da fenitoína, a taxa de retracção da ferida foi de 0,405cm2/dia na 1ª semana e 0,447cm 2/dia na 2ª semana. Todas as oito feridas foram cicatrizadas até ao final da terceira semana. Nos controlos, a taxa foi de 0,215cm2/dia e 0,357cm2/dia na 1ª e 2ª semanas e apenas uma ferida tinha cicatrizado até ao final da 3ª semana. As datas histológicas indicavam menos resposta inflamatória sem necrose, aumento da vascularidade e aumento do número de fibroblastos e deposição de colagénio com fenitoína.

As culturas bacteriológicas de soro de esfregaço de feridas eram negativas para a Kliebsiella e proteus no final do 4º dia em feridas de fenitoína, enquanto que no grupo de controlo as colónias eram duas a quatro vezes mais numerosas. Este e outros trabalhos bacteriológicos a vitro levaram Lodha a sugerir que a fenitoína pode ter um efeito antibacteriano directo em gramas negativos, mas não em gramas de bactérias positivas.

MATERIAL E MÉTODO

O estudo realizado no Departamento de Cirurgia, Govt. Medical College, Jabalpur. Os pacientes com grandes cavidades de abscesso foram seleccionados aleatoriamente e foram atribuídos a fenitoína ou ao grupo de controlo. Nem a idade, sexo, anemia, estado nutricional ou doenças subjacentes foram considerados no processo de selecção.

Todos os pacientes foram diagnosticados clinicamente e antes da fenitoína ou terapia de controlo, todos tiveram incisão e drenagem dos seus abcessos. Os antibióticos foram descontinuados no momento da entrada neste ensaio. Todos os pacientes foram divididos em quatro grupos.

1. Grupo I - Tratados por fenitoína tópica e pensos secos.
2. Grupo II - Tratamento por fenitoína oral e pensos secos.
3. Grupo III - Tratamento por via oral bem como por fenitoína local.
4. Grupo IV - Tratados por métodos convencionais.

Os doentes do grupo I foram tratados por solução de fenitoína de sódio (epsolina de injecção) com uma dose fixa de 20 mg/cm2 de área. Os pensos foram mudados e o agente tópico aplicado diariamente. Multivitaminas e oligoelementos foram administrados como terapia de apoio. Não foram utilizados outros agentes terapêuticos.

No grupo II foram administrados comprimidos orais de Epsolina (fenitoína) numa dose de 350 mg por dia e foi feito curativo seco da cavidade de abscesso, foram administradas multivitaminas como terapia de apoio. Não foram administrados outros agentes terapêuticos. No grupo III foram administrados comprimidos orais de fenitoína na dose de 300 mg/dia e as cavidades de abscesso foram tratadas com fenitoína tópica (epsolina por injecção) numa dose de 20 mg/cm2. Os pensos eram mudados todos os dias com a aplicação de solução de fenitoína todos os dias. Não foram administrados outros agentes terapêuticos.

No grupo IV, os doentes foram tratados por métodos convencionais, ou seja, embalagem da cavidade de abscesso com acriflavina ou betadina calibre ou colocando um dreno de borracha canelada. Os pensos eram mudados todos os dias e a cada paciente era administrada uma dose completa de antibioterapia.

No dia do 1° curativo, a medição da área de cada cavidade foi feita através do rastreio directo da linha de fora da ferida em papel manteiga e depois a sua transferência para papel gráfico. Além disso, o volume de cada cavidade foi medido através da instilação de solução salina. A presença e ausência de dor foi verificada inicialmente e em cada mudança de curativo durante a terapia. Todos os [7] dias, a ferida era avaliada clinicamente para edema da sua margem e pele circundante, presença de slough e/ou descarga, aparecimento de epitélio crescente nas margens da ferida, contracção da ferida e redução da área e volume da ferida. Cada um destes parâmetros foi avaliado numa escala de (0) afiação, (±) quase nenhuma, (+) suave (++) moderada e (+++) marcada.

Foi feita uma avaliação global da ferida no 7º dia de acordo com a escala seguinte.

A - Sem cicatrização

B - < 25% de cura

C - < 50% de cura

D - Cicatrização superior a 50% mas inferior a 90%

Toda a avaliação foi feita pelo mesmo médico, fotografias (a uma distância fixa - da ferida) foram também tiradas na linha de base (pouco antes e drenagem do abcesso) e após a cura. Para além desse exame bacteriológico de cada cavidade de abscesso, foi realizado a cada [2.] Foi também realizado um exame histológico. No sétimo dia foi realizada uma biopsia da parede da cavidade de abscesso. Após a fixação e coloração, todas as secções foram examinadas pelo patologista e foram avaliados os parâmetros histológicos.

1. Inflamação e infecção avaliadas pela presença de células inflamatórias, vascularização, fragmentação de necrose de colagénio (edema de tecido) e bactérias.
2. A cura é avaliada pela presença de tecido de granulação saudável, proliferação de fibroblastos, colonização bacteriana e epitelização.

Comparação estatística de dados de grupos de fenitoína e de controlo e realizada utilizando o teste 't' de estudante ou teste de soma, conforme o caso.

OBSERVAÇÕES

O presente estudo compreende 70 (setenta) casos de abscessos. Dos quais 54 casos foram admitidos nas enfermarias de cirurgia geral e 16 casos foram apresentados em OPD de cirurgia geral no Medical College, Hospital, Jabalpur, durante um período de 1 ano.

O diagnóstico de cada caso foi baseado na sintomatologia e no exame físico. Depois de incisão e drenagem, foram estudados abscessos de várias etiologias para avaliar o papel da fenitoína na cura da cavidade do abscesso como agente tópico e sistémico, em comparação com o habitual modo convencional de terapia. Os abcessos frios foram excluídos do estudo. Todos os setenta casos foram divididos nos quatro grupos seguintes -

O grupo I- consiste em vinte e cinco pacientes que foram tratados por terapia local de fenitoína. Grupo II- consiste em dez pacientes que foram tratados por terapia oral de fenitoína.

Grupo III- consiste em dez pacientes que foram tratados por terapia local + fenitoína oral. Grupo IV- é composto por vinte e cinco pacientes que foram tratados por terapia convencional.

O número máximo de pacientes com abcesso pertence ao grupo etário 16 - 30 anos, mas nenhuma idade é imune ao desenvolvimento de um abcesso. Dos 70 doentes, 43 eram do sexo masculino e 27 do feminino. A dor e o inchaço são as características mais comuns (100% dos casos) mas a febre esteve presente, em 27 casos (38,57%) apenas. No nosso estudo de 70 casos, a duração dos sintomas foi de 1 semana em 38 casos (54%), 2 semanas em 30 casos (43%) e 3 semanas em 2 casos (3%). A temperatura local elevada e a sensibilidade estavam presentes em todos os casos, enquanto a flutuação estava presente em apenas 12 casos (17%). A pele sobrejacente estava tensa em 62 casos (89%) enquanto que apontava apenas em 8 casos (11%). Os gânglios linfáticos regionais estavam envolvidos apenas em 21 casos (30%) enquanto que em 49 casos (70%) não estavam envolvidos.

Tabela 1- Distribuição do abscesso nos quatro grupos.

Sítio	Gr. I	Gr. II	Gr. III	Gr. IV	Total
Peito	5 (20%)	0 (0%)	2 (20%)	4 (16%)	11 (16%)
Perianal	2 (8%)	0 (0%)	1 (10%)	4 (16%)	7 (10%)
Gluteal	2 (8%)	1 (10%)	1 (10%)	1 (4%)	5 (7%)
Escroto	2 (8%)	0 (0%)	0 (0%)	1 (4%)	3 (4%)
Coxa	2 (8%)	1 (10%)	1 (10%)	1 (4%)	5 (7%)
Inguinal	1 (4%)	1 (10%)	0 (0%)	1 (4%)	3 (4%)
Perna	2 (8%)	2 (20%)	0 (0%)	4 (16%)	8 (11%)
Ischiorectal	0 (0%)	0 (0%)	0 (0%)	1 (4%)	1 (1%)
Parietal	1 (4%)	0 (0%)	1 (10%)	5 (20%)	7 (10%)
Braço	4 (16%)	3 (30%)	2 (20%)	0 (0%)	9 (13%)
Antebraços	1 (4%)	1 (10%)	0 (0%)	0 (0%)	2 (3%)
Palmer	1 (4%)	1 (10%)	0 (0%)	0 (0%)	2 (3%)
Escapulário	1 (4%)	0 (0%)	1 (10%)	1 (4%)	3 (4%)
Axilla	0 (0%)	0 (0%)	1 (10%)	0 (0%)	1 (1%)
Zygomatic	1 (4%)	0 (0%)	0 (0%)	2 (8%)	3 (4%)
	25 (100%)	10 (100%)	10 (100%)	25 (100%)	70 (100%)

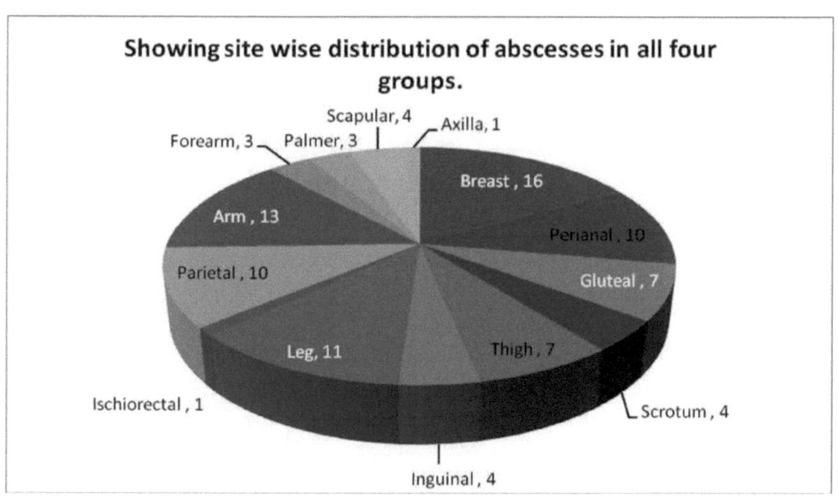

Quadro 2- Possível etiologia dos abcessos nos quatro grupos.

História	**Gr. I**	**Gr. II**	**Gr. III**	**Gr. IV**	**Total**
I/M Injecção	5 (20%)	3 (30%)	2 (20%)	1 (4%)	11 (16%)
Trauma	1 (4%)	0 (0%)	0 (0%)	1 (4%)	2 (3%)
T.B.	0 (0%)	0 (0%)	0 (0%)	0 (0%)	0 (0%)
D.M.	1 (4%)	0 (0%)	0 (0%)	1 (4%)	2 (3%)
No significativo História	18 (72%)	7 (70%)	8 (80%)	22 (88%)	55 (78%)
	25 (100%)	10 (100%)	10 (100%)	25 (100%)	70 (100%)

No nosso estudo de 70 casos não houve história positiva significativa relacionada com a etiologia do abcesso em 55 casos (78%) enquanto a história de !/M injecção estava presente em 11 casos (16%) e a história de trauma e diabetes estava presente em 2 casos cada (3%).

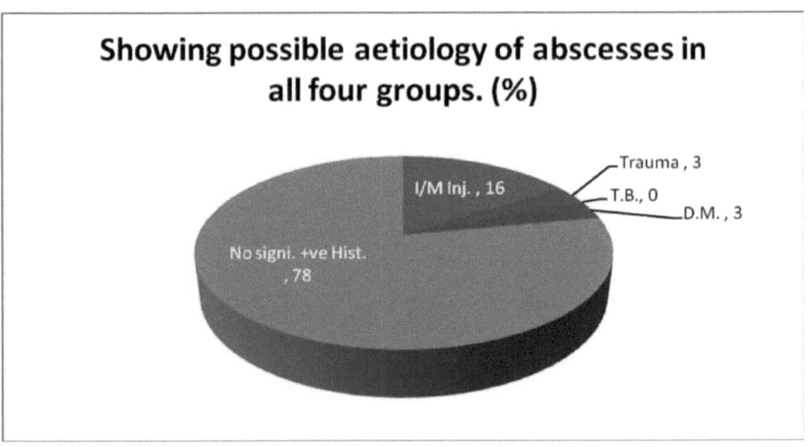

Quadro 3 - Padrão do organismo cultivado na cultura PUS nos quatro grupos.

Organismo Cultivado	Gr. I	Gr. II	Gr. III	Gr. IV	Total
Estafilococos. Aureus	10 (40%)	4 (40%)	5 (50%)	9 (36%)	28 (40%)
Staph Albus	3 (12%)	0 (0%)	0 (0%)	0 (0%)	3 (4%)
Pseudomonas	3 (12%)	3(30%)	3(30%)	6 (24%)	14 (20%)
Streptococcus	3 (12%)	0 (0%)	0 (0%)	2 (8%)	5 (7%)
E.coli	3 (12%)	0 (0%)	1 (10%)	2 (8%)	6 (9%)
Kliebsiella	0 (0%)	0 (0%)	0 (0%)	1 (4%)	1 (1%)
Esterilizado	4 (16%)	3(30%)	1 (10%)	5 (20%)	13 (19%)
	25(100%)	10(100%)	10(100%)	25(100%)	70 (100%)

No nosso estudo de 70 casos, foram isoladas 6 estirpes de bactérias. A maioria foi Staph. Aureus e Pseudomonas, (60%) e Streptococcus estava presente em 5 casos (7%) E-coli estava presente em 6 casos (9%) Kliebsiella estava presente em 1 caso (1%) enquanto 19% dos casos eram estéreis.

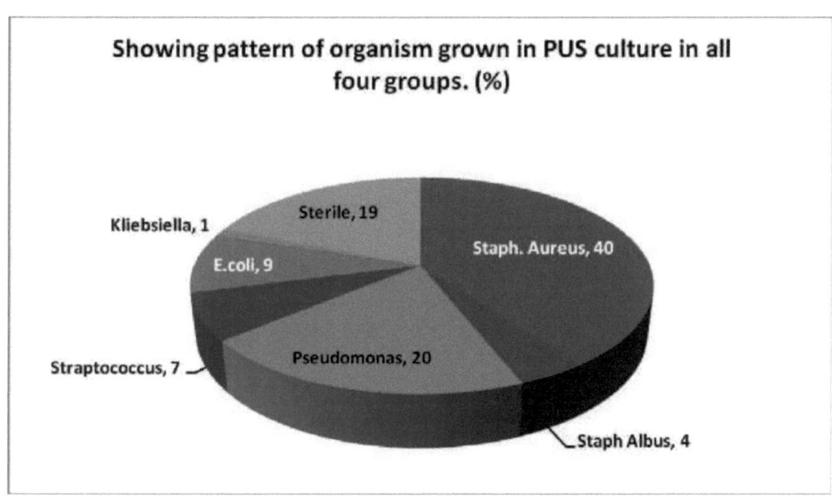

Quadro 4 - Taxa de cicatrização nos primeiros sete dias e taxa média geral de cicatrização em termos de redução da área de superfície /dia nos quatro grupos.

Grupos	Frequência	M.H. R. durante[1] 7 dias CM2 / dia	M H R global CM2 / Dia
I	25	2.7166	2.5642
II	10	1.6371	1.9031
III	10	2.6829	2.7507
IV	25	2.0303	1.9517

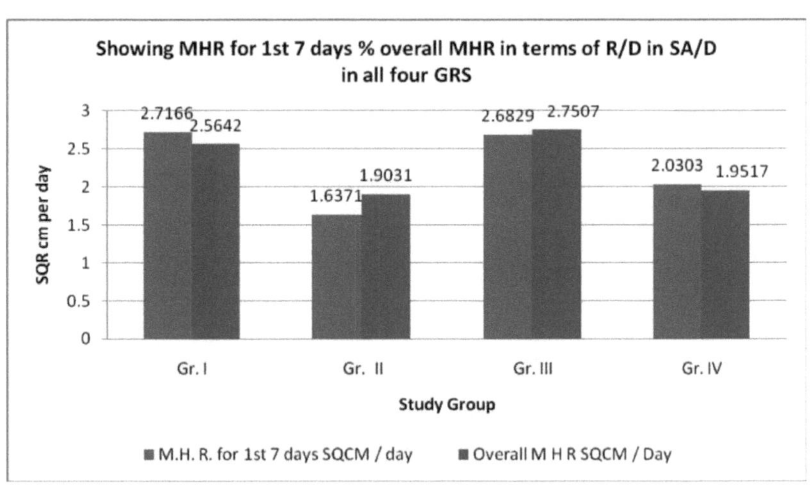

Quadro 5- Taxa média de cicatrização nos primeiros sete dias e taxa média geral de cicatrização em termos de redução de volume /dia nos quatro grupos.

Grupos	Frequência	M.H.R. durante [1] 7 dias CM3 / dia	Overall M.H.R. CM3 / Dia
I	25	0.6537	0.6285
II	10	0.3643	0.4001
III	10	0.7329	0.6914
IV	25	0.4137	0.4229

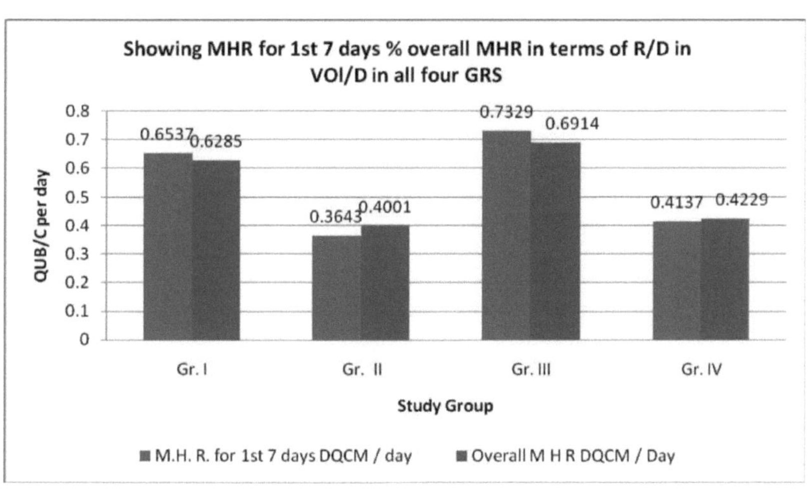

Tabela 6 - Comparação da taxa de cura entre a fenitoína local (Grupo I) e o controlo (Grupo IV) durante os primeiros sete dias em termos de redução da área de superfície / dia.

Grupos	Freq.	1ºs dias CM2/dia	t	p	Nível de Sig.
I	25	2.7166 (± 0.166)	17.61	< 0.001	Very altamente Significativo
IV	25	2.0303 (± 0.102)			

Tabela 7-Comparação da taxa de cura entre a fenitoína local e o controlo durante os primeiros sete dias em termos de redução do volume/dia.

Grupos	Freq.	M.H.R. durante 1 7 dias CM2 / dia	t	p	Nível de Sig.
I	25	0.653 (± 0.048)	21.53	< 0.001	Very altamente Significativo
IV	25	0.413 (± 0.029)			

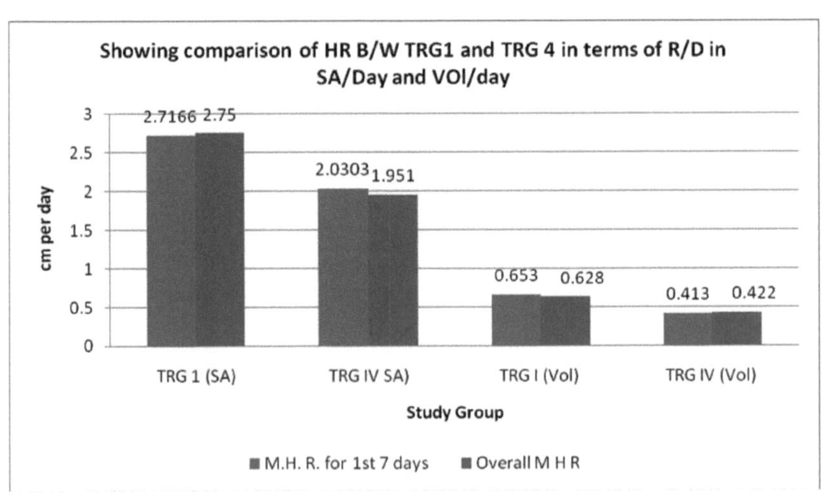

Tabela 8-Comparação da taxa de cura entre a fenitoína oral (Grupo II) e o controlo (Grupo IV) durante os primeiros sete dias em termos de redução da área de superfície/dia.

Grupos	Freq.	1°s dias SQCM / dia	t	p	Nível de Sig.
II	10	1. 637 (± 0.392)	-3.13	0.01	Altamente Significativo
IV	25	2.030 (± 0.010)			

Tabela 9-Comparação da taxa de cura entre a fenitoína oral e o controlo durante os primeiros sete dias em termos de redução do volume/dia.

Grupos	Freq.	1°s dias SQCM / dia	t	p	Nível de Sig.
II	10	0.364 (± 0.914)	- 1.67	0.12	Insignificante
IV	25	0.413 (± 0.029)			

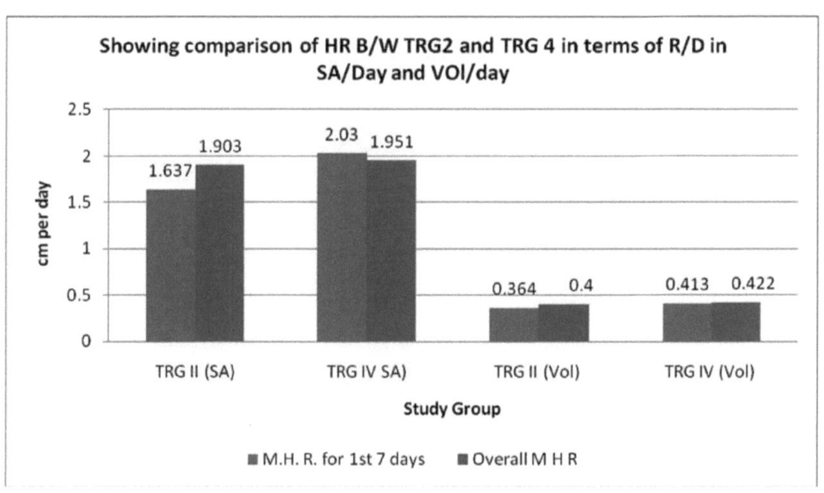

Tabela 10 - Comparação da taxa de cura entre a fenitoína oral + local (Grupo III) e o controlo (Grupo IV) durante os primeiros sete dias em termos de redução da área de superfície/dia.

Grupos	Freq.	M.H.R. durante 1 7 dias	t	p	Nível de Sig.
III	10	2.682 (± 0.406)	5.02	0.001	Very altamente Significativo
IV	25	2.030 (± 0.102)			

Tabela 11- Comparação da taxa de cura entre a fenitoína oral + local (Grupo III) e o controlo (Grupo IV) durante os primeiros sete dias em termos de redução do volume/dia.

Grupos	Freq.	M.H.R. durante 1 7 dias	t	p	Nível de Sig.
III	10	0.732 (± 0.115)	8.61	< 0.001	Very Altamente Significativo
IV	25	0.413 (± 0.029)			

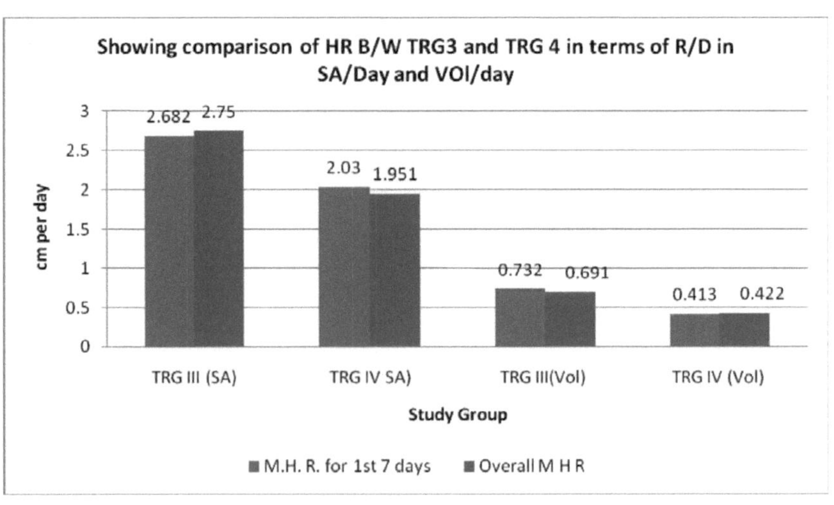

Quadro 12- Comparação da taxa de cura global entre a fenitoína local (Grupo I) e o controlo (Grupo IV) em termos de redução da área de superfície por dia.

Grupos	**Freq.**	**Cm2/dia**	**t**	**p**	**Nível de Sig.**
I	25	2.750 (± 0.085)	24.07	< 0.001	Very altamente Significativo
IV	25	1.951 (± 0.096)			

Quadro 13- Comparação da taxa de cura global entre a fenitoína local (Grupo I) e o controlo (Grupo IV) em termos de redução do volume por dia.

Grupos	**Freq.**	**Cm3/dia geral M.H.R.**	**t**	**p**	**Nível de Sig.**
I	25	0.628 (± 0.062)	17.28	< 0.001	Very Altamente Significativo
IV	25	0.422 (± 0.024)			

Quadro 14- Comparação da taxa de cura global entre fenitoína oral (grupo II) e controlo (grupo IV) em termos de redução da área de superfície por dia.

Grupos	**Freq.**	**R.H.M. global para Cm3/ dia**	**t**	**p**	**Nível de Sig.**
II	10	1.903 (± 0.212)	-70	0.50	Insignificante
IV	25	1.951 (± 0.096)			

Quadro 15- Comparação da taxa de cura global entre a fenitoína oral (grupo II) e o controlo (grupo IV) em termos de redução do volume por dia.

Grupos	**Freq.**	**Overall M.H.R. paraCm3 /dia**	**t**	**p**	**Nível de Sig.**
II	10	0.400 (± 0.047)	1.91	0.60	Insignificante
IV	25	0.422 (± 0.024)			

Quadro 16- comparação da taxa de cura global entre a fenitoína oral + local (Grupo III) e o controlo (Grupo IV) em termos de redução da área de superfície por dia.

Grupos	**Freq.**	**R.H.M. global para Cm3 /dia**	**t**	**p**	**Nível de Sig.**
III	10	2.750 (± 0.085)	24.07	< 0.001	Very Altamente Significativo
IV	25	1.951 (± 0.096)			

Quadro 17- comparação da taxa de cura global entre fenitoína oral + local (Grupo III) e controlo (Grupo IV) em termos de redução do volume por dia.

Grupos	**Freq.**	**R.H.M. global para Cm3 /dia**	**t**	**p**	**Nível de Sig.**
III	10	0.619 (± 0.060)	14.89	< 0.001	Very Altamente Significativo
IV	25	0.422 (± 0.024)			

Tabela 18- comparação da taxa de cura global durante os primeiros sete dias entre fenitoína local (Grupo I) e local + fenitoína oral (Grupo III) em termos de redução da área de superfície por dia.

Grupos	**Freq.**	**M.H.R. Cm2/dia**	**t**	**p**	**Nível de Sig.**
I	25	2.716 (± 0.166)	0.25	0.804	Insignificante
III	10	2.862 (± 0.406)			

Tabela 19 - Comparação da taxa de cura global durante os primeiros sete dias entre fenitoína local (Grupo I) e local + fenitoína oral (Grupo III) em termos de redução do volume por dia.

Grupos	**Freq.**	**Cm3/dia geral M.H.R.**	**t**	**p**	**Nível de Sig.**
I	25	0.653 (± 0.04)	-2.09	0.062	Insignificante
III	10	0.732 (± 0.11)			

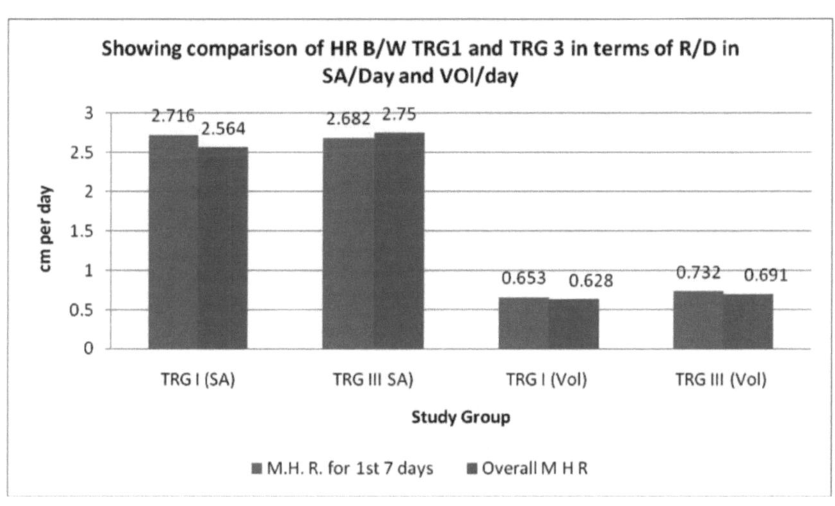

Quadro 20- comparação da taxa de cura global entre fenitoína local (Grupo I) e local + fenitoína oral (Grupo III) em termos de redução da área de superfície por dia.

Grupos	Freq.	M.H.R. Cm2/dia	t	p	Nível de Sig.
I	25	2.564 (± 0.137)	- 4 .65	< 0.001	Very Altamente Significativo
III	10	2.750 (± 0.085)			

Quadro 21- comparação da taxa de cura global entre fenitoína local (Grupo I) e local + fenitoína oral (Grupo III) em termos de redução do volume por dia.

Grupos	Freq.	Cm3/dia geral M.H.R.	t	p	Nível de Sig.
I	25	0.628 (± 0.062)	-2.78	0.13	Insignificante
III	10	0.691 (± 0.060)			

Quadro 22-M.H.R. e M.H.R. global em termos de superfície e volume /dia para os quatro grupos de acordo com as faixas etárias.

Idade Gr.	Fenitoína local					Fenitoína oral					Fenitoína oral + local					Controlo				
	N	MHR para a 1ª 7 dias		RMS em geral		N	MHR para 1 7 dias		Em geral MHR		N	MHR para 1 7 dias		Em geral MHR		N	MHR para 1 7 dias		Em geral MHR	
		SA	Vol	SA	Vol		SA	Vol	SA	Vol		SA	Vol	SA	Vol		SA	Vol	SA	Vol
0 a 15	2	2.6	0.65	2.47	0.63	0	-	-	-	-	0	-	-	-	-	5	2.06	0.41	1.99	0.40
16 a 30	1 3	2.73	0.66	2.57	0.64	5	1.6 6	0.3 8	1.85	0.4 1	6	2.7 0	0.7 6	2.74	0.6 8	1 4	2.03	0.41	1.93	0.39
31 a 45	5	2.66	0.62	2.52	0.59	3	1.5 3	0.3 3	1.94	0.4 3	4	2.6 5	0.6 8	2.75	0.6 9	3	1.97	0.39	1.92	0.39
46 a 60	5	2.77	0.66	2.59	0.60	2	1.7 1	0.3 5	1.97	0.4 1	0	-	-	-	-	3	2.06	0.41	2.00	0.40

Teste de aplicação significativa - análise de variância unidireccional, Sheffe's Ranges Test mostra que não havia dois grupos significativamente diferentes ao nível 0,05.

Área de superfície (SA)

= cm2 Volume (VOL) =

cm3 Frequência = N

Tabela 33-M.H.R. e M.H.R. global em termos de redução da área de superfície e volume/dia para os quatro grupos, de acordo com o sexo.

Gr. Sexo	Fenitoína local					Fenitoína oral					Fenitoína oral + local					Controlo				
	N	MHR para a 1ª 7 dias		RMS em geral		N	MHR par a 1 7 dias		Em geral MHR		N	MHR par a 1 7 dias		Em geral MHR		N	MHR par a 1 7 dias		Em geral MHR	
		SA	Vol	SA	Vol		SA	Vol	SA	Vol		SA	Vol	SA	Vol		SA	Vol	SA	Vol
Homem	1 5	2.72	0.65	2.54	0.62	8	1.5 6	0.3 5	1.89	0.4 2	6	2.5 8	0.7 1	2.79	0.6 9	1 4	2.02	0.38	1.96	0.35
Feminin o	1 0	2.70	0.64	2.58	0.63	2	1.9 4	0.3 9	1.94	0.4 0	4	2.8 2	0.7 5	2.68	0.6 8	1 1	2.04	0.40	1.94	0.40

Ao utilizar o teste "estudante não", não havia dois grupos significativamente diferentes ao nível 0,05.

Área de superfície (SA) =

Volume SQCM (VOL_ =

Cum cm Frequência = N

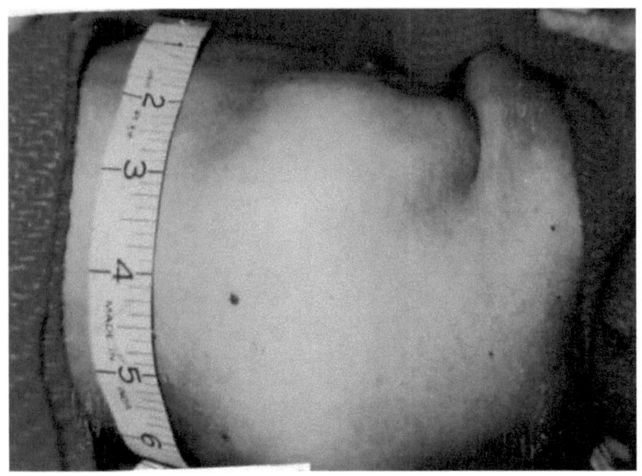

Fotografia mostrando o abscesso da parede torácica pouco antes da incisão e drenagem

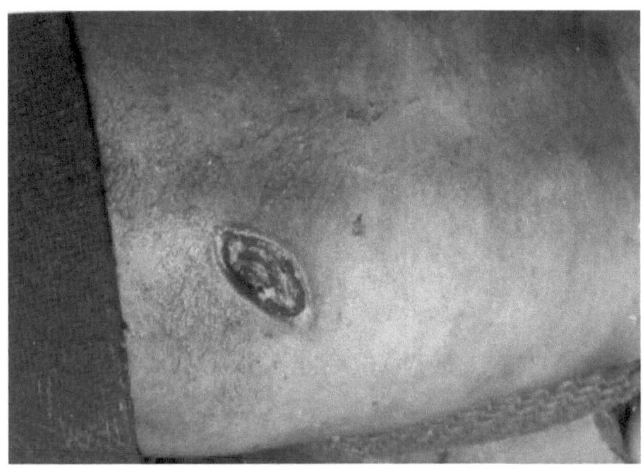

Fotografia mostrando cavidade de abscesso curada após

o 10º dia (Método Convencional)

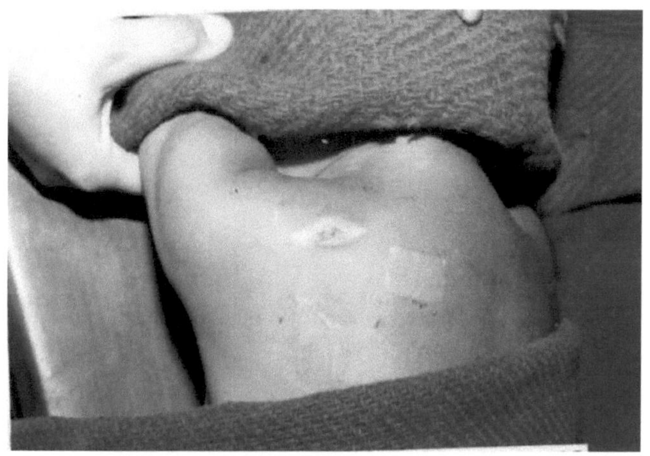

Fotografia mostrando cavidade de abscesso curada após o 12º dia (método convencional)

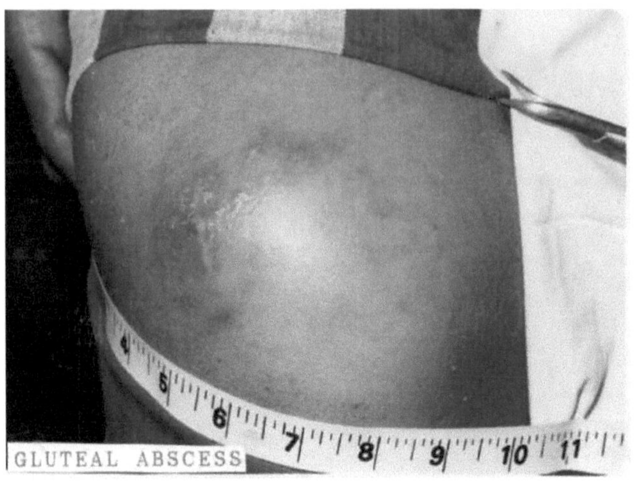

Fotografia mostrando o abcesso sobre a região glútea esquerda imediatamente antes da incisão e drenagem

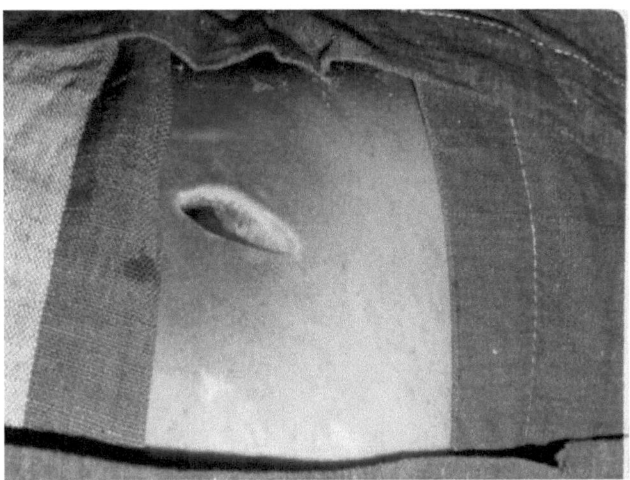

Fotografia mostrando cavidade de abscesso curada após o 7° dia (Treated by Phenytoin)

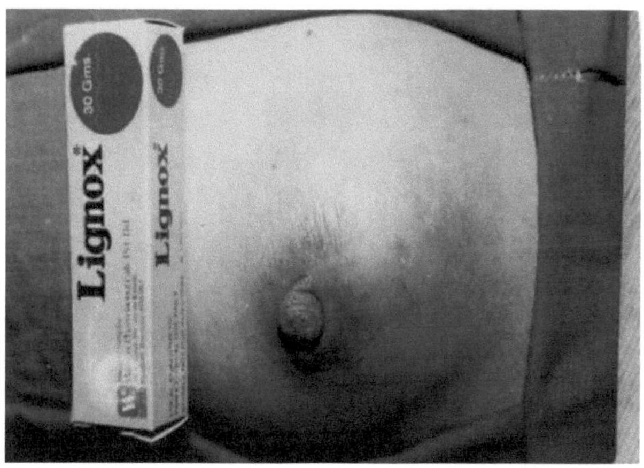

Fotografia mostrando o abcesso sobre o seio direito imediatamente antes da incisão e drenagem

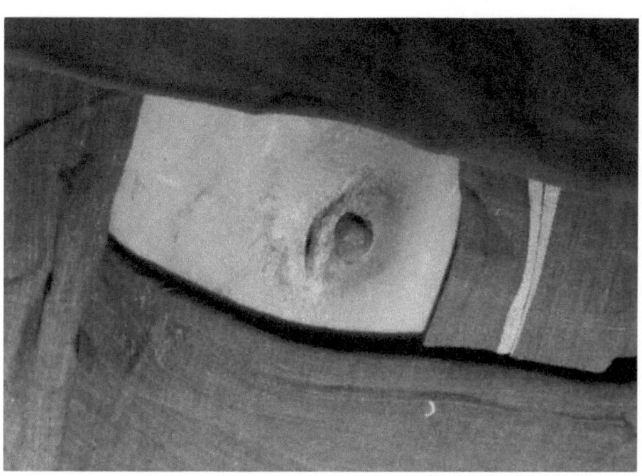

Fotografia mostrando cavidade de abscesso curada após o 7º dia (Treated by Phenytoin)

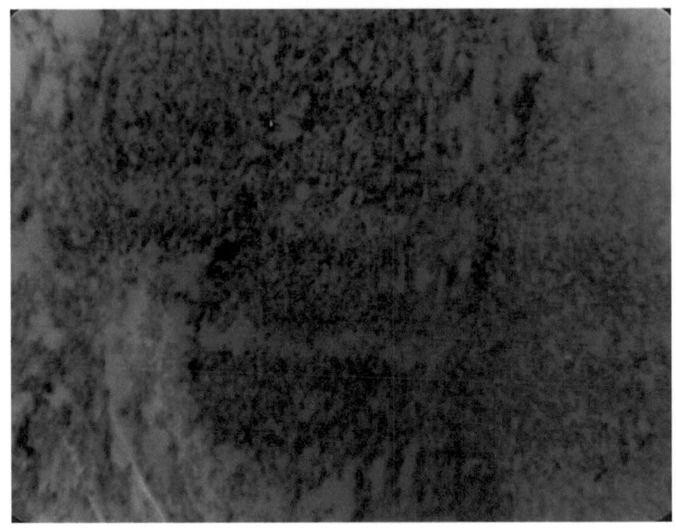

Deslize no primeiro dia

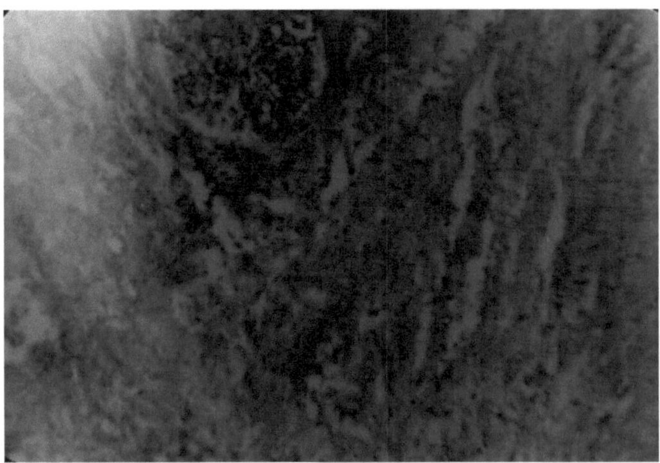

Deslize no sétimo dia

(Treated by Phenytoin)

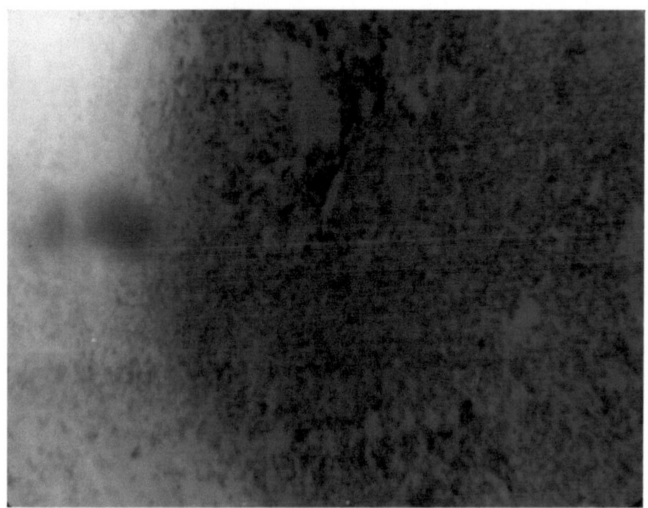

Deslize no primeiro dia

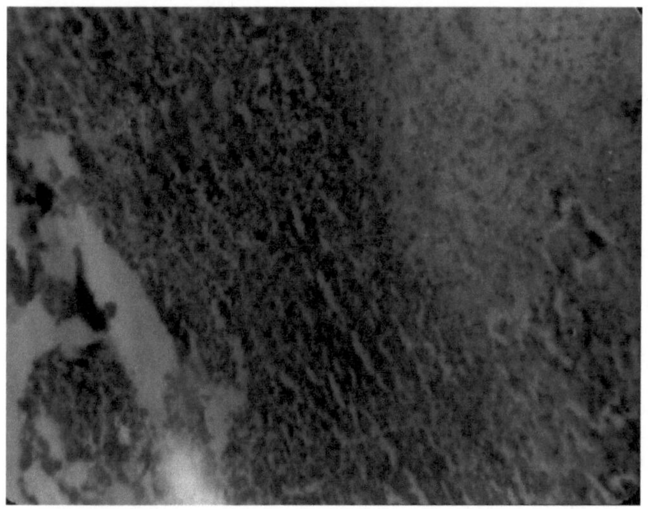

Deslize no sétimo dia

(Método Convencional)

DISCUSSÃO

No presente estudo, foram seleccionados aleatoriamente 70 pacientes com grandes cavidades de abscesso, que foram distribuídos por 4 grupos. Idade, sexo, anemia, estado nutricional e doença subjacente foram considerados no processo de selecção.

Grupo I - Constituído por 25 pacientes com incisão e drenagem do abcesso, depois foram todos tratados por curativos diários com fenitoína local sem antibióticos.

Grupo II - consiste em 10 pacientes que têm todos incisão e drenagem do abscesso, depois foram tratados por dose diária de fenitoína oral e pensos secos da cavidade do abscesso sem antibióticos.

Grupo III- consiste em 10 pacientes com incisões e drenagem do seu abcesso, depois foram tratados por terapia oral + fenitoína oral sem antibióticos.

Grupo IV - consiste em 25 pacientes com incisão e drenagem do seu abcesso, depois foram todos tratados pelo método convencional, isto é, com betadina ou acriflavina diariamente com antibióticos sistémicos.

No presente estudo, o número máximo de pacientes pertence aos 15 a 30 anos de idade. O paciente mais velho tinha 60 anos, enquanto o mais novo tinha 2 anos de idade. A idade média era de 30 anos.

Dos 70 pacientes, 43 eram homens e 27 eram mulheres. O masculino: a ração feminina é de 1,5: 1 vê-se que o masculino sofre mais provavelmente devido a mais probabilidades de lesões e exposição a infecções.

No nosso estudo, dos 70 casos, todos apresentaram dor e inchaço (100% dos casos). Mas a febre só esteve presente em 27 casos (38,5%). A temperatura local elevada e a sensibilidade estavam presentes em todos os 70 casos (100%) enquanto que a flutuação estava presente apenas em 12 casos (17,5%) a pele sobreposta estava tensa em 62 casos (88,6%). Enquanto que apontava em 8 casos (11,4%).

Os gânglios linfáticos regionais estiveram envolvidos em 21 casos (30%). Enquanto que em 49 casos (70%) os gânglios linfáticos regionais não estiveram envolvidos.

A duração dos sintomas varia de 1 a 3 semanas. No número máximo de casos, a duração dos sintomas foi de 1 semana 38 casos (54,2%), enquanto que em 30 casos (42,8%) foi de 2 semanas e apenas em 2 casos (2,85%) foi de 3 semanas.

O historial de injecção intramuscular estava presente em 11 casos (15,7%) enquanto que o historial de trauma estava presente em 2 casos (2,85%) e o historial de diabetes mellitus estava presente em 2 casos (2,85%). Não houve história positiva significativa relacionada com a etiologia do abcesso em 55 casos, ou seja (78,5%).

No nosso estudo, o número máximo de casos inclui abcessos sobre o tronco 25 (35,7%). Em seguida, a região glútea e perinanal que consiste em 16 casos (22,8%), os membros superiores e inferiores compreendem 13 casos cada um (18,5%), enquanto a cabeça pescoço e face compreende apenas 3 casos (4,28%).

37 pacientes (32,8%) tinham hemoglobina inferior a 10 gm%, enquanto 33 pacientes (47,2%) tinham um nível de hemoglobina superior a 10 gm%.

Avaliação da ferida pós operatória no 7º dia:

O nosso estudo mostra menos edema da margem da ferida, separação precoce do slough, diminuição da descarga, aparecimento de tecido de granulação saudável e crescimento do epitélio na margem, contracção da ferida e redução do volume. Estes resultados foram muito marcados em doentes tratados com fenitoína, enquanto que no grupo de controlo foram quase nenhuns a suaves. A dor foi também menor no grupo tratado com fenitoína em comparação com o grupo de controlo.

Estas descobertas são também comparáveis com as descobertas de Lodha et al indicando que a aplicação tópica de fenitoína melhorou significativamente a cicatrização que inclui a redução do edema e inflamação tanto na base como na margem da ferida, a separação precoce do slough e a aceleração do crescimento do tecido de granulação. As mesmas descobertas foram também confirmado por EL-Zayat20 que estudou o efeito da fenitoína em feridas de mísseis de guerra, úlceras de decúbito e queimaduras.

Comparação da taxa média de cura para o 1° 7 dias e da taxa média geral de cura em termos de redução da área de superfície/dia e volume/dia entre a fenitoína local e o grupo de controlo :

No grupo local de fenitoína, o MHR durante os primeiros 7 dias e o MHR global foi de 2,71 cm2/dia, e 2,75 cm2 /dia respectivamente em termos de redução da área de superfície por dia, enquanto que para o grupo de controlo foi de 2,03 cm2 /dia, e 2,75 cm2/dia respectivamente em termos de redução da área de superfície por dia, enquanto que para o grupo de controlo foi de 2,03 cm2 /dia e 1,95 cm2 /dia respectivamente. Estes dados foram comparados utilizando o teste "t" de estudante e mostram que a taxa de cura no grupo local de fenitoína é muito melhor em comparação com o grupo de controlo (P < 0,001).

Novamente no grupo local de fenitoína, o MHR durante os primeiros 7 dias e sobre todos os MHR em termos de redução de volume/dia foi de 0,653 cm3/dia e 0,62 cm3./dia respectivamente, enquanto no grupo de controlo a redução de volume foi de 0,413 cm3/dia e 0,422 cm3./dia respectivamente. Estes dados também foram comparados utilizando o teste do estudante que mostra que a taxa de cura no grupo local de fenitoína é muito significativamente melhor em comparação com o grupo de controlo (P < 0,001).

Comparação dos MHR durante os primeiros 7 dias e dos MHR globais em termos de redução da área de superfície/dia e redução do volume/dia entre a fenitoína oral e o grupo de controlo:

No grupo da fenitoína oral, o MHR durante os primeiros 7 dias e o MHR global em termos de redução da área de superfície/dia foi de 1,63cm2/dia,1,90 cm2/dia respectivamente, enquanto que no grupo de controlo os valores foram de 2,03cm2/dia e 1,95cm2/dia respectivamente. Estes resultados mostram que a taxa de cura foi significativamente melhor no grupo da fenitoína oral durante os primeiros 7 dias, em comparação com o grupo de control para o grupo de controlo (P = 0,07) mas em geral os MHR eram insignificantemente diferentes em ambos os grupos (P = 0,50).

O MHR para o 1° 7 dias e o MHR global no grupo da fenitoína oral em termos de redução do volume por dia foi de 0,364 cm3/dia e o,400 cm3/dia respectivamente, enquanto que no grupo de controlo os valores foram de 0,413 cm3/dia e 0,422 cm3/dia respectivamente. Estes dados mostram que a taxa de cicatrização é insignificantemente diferente em ambos os grupos. (p = 0,126), (P = 0.064).

Comparação de MHR para 1 7 dias e MHR global em termos de redução na área de superfície / dia e redução no volume / dia entre fenitoína local + oral e grupo de controlo :

No grupo local + fenitoína oral, o MHR para o 1° 7 dias e o MHR global em termos de redução da área de superfície por dia foi de 2,68 cm2/dia e 2,75 cm2 /dia respectivamente, enquanto que no grupo de controlo os valores são de 2,03 cm2 /dia e 1,95 cm2 /dia respectivamente. Estes valores também foram comparados utilizando o teste "t" de estudante mostra que a taxa de cura é muito significativamente melhor no grupo local + fenitoína oral, em comparação com o grupo de controlo. ($P < 0.001$).

MHR para o 1° 7 dias e MHR global no grupo local + fenitoína oral em termos de redução do volume por dia foi de 0,732 cm3/dia e 0,691 cm3/dia respectivamente, enquanto que no grupo de controlo os valores são de 0,413 cm3/dia e 0,422 cm3/dia respectivamente. Estes números mostram também que a taxa de cura é muito significativamente melhor no grupo local + fenitoína oral em comparação com o grupo de controlo. ($P < 0.001$).

Comparação de MHR para 1 7 dias e MHR global em termos de redução da área de superfície Por dia e redução do volume por dia entre fenitoína local e grupo de fenitoína oral + local :

No grupo local de fenitoína MHR durante os primeiros sete dias e o total de MHR em termos de redução da área de superfície por dia foi de 2,716cm2 /dia e 2,564 cm2/dia respectivamente, enquanto que no grupo de fenitoína oral + local os valores foram de 2,682 cm2 /dia e 2,750 cm2 /dia respectivamente. Estes valores foram comparados utilizando o teste "t" de estudante mostra que a taxa de cura foi insignificantemente diferente em dois grupos (p = 0804). Mais uma vez os MHR durante os primeiros sete dias e os MHR globais no grupo local de fenitoína em termos de redução do volume por dia foram de 0,653 cm3 /dia e 0,628 cm3/dia, respectivamente. Enquanto que no grupo de fenitoína oral + local os valores foram de 0,732 cm3 /dia e 0,691 cm3 /dia, respectivamente. Estes valores também foram comparados utilizando o teste "t" de estudante, que mostrou que a taxa de cura é insignificantemente diferente em dois grupos (p = 0,13).

As conclusões acima mencionadas no nosso estudo são comparáveis com as conclusões do seguinte. Lodha et al25 trataram 20 doentes com grandes cavidades de abcesso glúteo com fenitoína tópica enquanto 8 doentes receberam terapia padrão (soro fisiológico, ureia, eusol, etc.) foram controlos. A redução média da área de superfície por dia e a redução média do volume da ferida foram

2,86 cm2 /dia e 0,89 cm 3/dia respectivamente com fenitoína em comparação com 2,17 cm2 /dia e 0,62 cm3 /dia nos controlos.

Estas descobertas foram também confirmadas por vários outros trabalhadores que utilizaram fenitoína em queimaduras, úlceras intratáveis e ferimentos com mísseis de guerra.

Chapa et al [14] estudaram úlceras de tecidos moles de várias etiologias, o grupo tratado com fenitoína teve um tempo médio de cura de 21 dias em comparação com 45 dias no grupo de tratamento padrão. Num outro estudo de queimaduras de 2º grau, o tempo médio de cura no grupo de controlo foi de 30 dias, no grupo da fenitoína oral 22,4 dias, no grupo da fenitoína tópica 15,7 dias e no grupo da fenitoína local + oral 15,9 dias.

Malhotra18 relatou o seu tratamento de 43 pacientes com úlceras tróficas de lepra refractárias com fenitoína tópica em comparação com o grupo de controlo combinado de 17 pacientes tratados com óxido de zinco tópico. 70% dos pacientes tratados com fenitoína mostraram uma cicatrização completa em comparação com apenas 6% no grupo de controlo.

Também estudámos o efeito da idade e sexo sobre a cicatrização de feridas comparando a taxa de cicatrização nos quatro grupos e os valores foram avaliados utilizando o teste das gamas de Scheffe. A diferença não foi significativa.

No nosso estudo de 70 casos foram isoladas seis estirpes de diferentes tipos de bactérias, das quais o estafilococo aureus foi isolado em 28 casos (40%). Em seguida, houve pseudomonas que esteve presente em 14 casos (20%). A cultura de pus esterilizado foi obtida em 13 casos (18,6%). 15 casos (21,4%) mostraram crescimento de Staph Albus, E-coli, Kliebsiella e Streptococci. Não foi relatado qualquer crescimento misto em nenhum dos casos. Não isolámos quaisquer organismos anaeróbicos.

A actividade bactericida da fenitoína foi bem demonstrada por este estudo como prova pela diminuição precoce da descarga/respira da ferida, diminuição do edema e da dor e parece ser mais potente in vivo do que in vitro. Lodha et al demonstraram que a cultura bacteriológica de esfregaços de feridas era negativa para Kliebsiella e proteus no final do quarto dia em feridas tratadas com fenitoína, enquanto que no grupo de controlo as colónias eram 2 a 4 dobras mais numerosas. O trabalho bacteriológico in vitro levou Lodha a sugerir que a fenitoína pode ter efeito antibacteriano directo sobre bactérias gram negativas mas não sobre bactérias gram positivas.

Chapa et al14 estudaram úlceras de tecidos moles e queimaduras de segundo grau, controlo rápido da dor e redução da contaminação bacteriana observada em ambos os estudos. Os estudos bacteriológicos in vitro nos seus laboratórios indicam que a propriedade antibacteriana da fenitoína é indirecta em virtude da sua melhoria da cura.

No nosso estudo, a biopsia das feridas tratadas com fenitoína mostra menos inflamação, menos necrose, aumento da vascularidade e aumento da proliferação de fibroblastos e deposição de colagénio em comparação com o grupo de controlo.

Estas descobertas foram também comparáveis com as descobertas de Lodha et al que realizaram os estudos histopatológicos em modelo animal.

Estes resultados foram também confirmados por Shapiro et al4 que fizeram uma biopsia à gengiva de um paciente com doença periodontal tratado por fenitoína.

No nosso estudo, alguns pacientes experimentaram sensação de ardor na aplicação local de fenitoína de sódio. A queimadura foi transitória e bem tolerada pelos pacientes. Esta descoberta foi também confirmada por Modaghegh21, que também recomendou o uso de sal sem sódio de fenitoína para evitar este efeito secundário.

RESUMO E CONCLUSÃO

O presente estudo foi realizado no Departamento de Cirurgia, Colégio Médico Governamental, Jabalpur, durante o período de Agosto de 1991 a Outubro de 1992. O número de pacientes examinados e estudados foi de setenta (70).

O novo método estudado foi "Papel da fenitoína na cura de grandes cavidades de abscesso", ao mesmo tempo que o método convencional foi comparado com um novo método.

Todos os setenta pacientes foram divididos em quatro grupos:

Grupo I (25 casos): todos têm I e D os seus abcessos e depois tratados pela fenitoína local. Grupo II (10 casos): todos têm I e D dos seus abcessos e depois tratados por fenitoína oral e pensos secos.

Grupo IIII (10 casos): todos tiveram I & D dos seus abcessos e depois foram tratados por fenitoína local + oral.

Grupo IV (25 casos): todos tiveram I & D dos seus abcessos e depois foram tratados por métodos convencionais.

Após tratamento com diferentes regimes de fenitoína e métodos convencionais, a ferida examinada periodicamente por critérios clínicos, bacteriológicos e histopatológicos e, ao mesmo tempo, redução na área de superfície e volume foram também notados. Os resultados dos diferentes regimes de fenitoína foram comparados com o controlo.

Os pontos de estudo mais importantes são os seguintes:

1. A idade varia de 2 a 60 anos com uma média de 30 anos. A maioria dos doentes pertence ao grupo etário entre os 16 e 30 anos.
2. A proporção homem/mulher foi de 1,5: 1.
3. Os sintomas mais comuns eram dor e inchaço no local do abcesso.
4. Os sinais mais comuns eram o aumento da temperatura local e a maciez.
5. A pele sobrejacente estava tensa na maioria dos casos. Os gânglios linfáticos regionais estavam envolvidos em apenas 30% dos casos.
6. A duração média dos sintomas foi de 1 semana na maioria dos casos.
7. Na maioria dos casos, não existia qualquer história significativa relacionada com a etiologia do abscesso.
8. O local mais comum de abscesso era sobre o tronco.
9. Seis estirpes de bactérias foram isoladas no presente estudo, nas quais estafilococos. Aureus estava presente na maioria dos casos (40%) enquanto que em 13 casos (18,6%) a PUS era estéril.
10. A biopsia retirada das feridas tratadas com fenitoína mostrou uma característica marcante da cicatrização de feridas, ou seja, proliferação marcada de fibroblastos e deposição de colagénio, aumento da neovascularização e menos células inflamatórias em comparação com o grupo de controlo.
11. A avaliação clínica da ferida pós-operatória foi feita em termos de redução da área e volume da superfície, edema da margem presente de slough/ descarga,

contracção da ferida e presença de tecido de granulação. Houve uma melhoria clínica significativa nos grupos tratados com fenitoína, em comparação com o controlo.

12. Na avaliação dos MHR durante os primeiros 7 dias e dos MHR globais em diferentes grupos, os resultados são os seguintes :

    (a) O grupo local +Oral fenitoína é muito melhor em comparação com o grupo de controlo.

    (b) O grupo local de fenitoína é significativamente melhor em comparação com o grupo de controlo.

    (c) O grupo da fenitoína oral é insignificantemente diferente em comparação com o grupo de controlo.

13. Efeito secundário: alguns dos doentes sofreram queimaduras transitórias leves com solução local de fenitoína de sódio, que podem ser eliminadas utilizando sal de fenitoína sem sódio.

14. A medição do volume é melhor critério para avaliação da taxa de cura em comparação com a medição da área de superfície, porque a superfície pode variar com a quantidade de edema presente e a variação subjectiva também pode existir. Portanto, a medição de volume é um critério melhor.

15. Não há nenhum efeito da idade e do sexo sobre a taxa de cura.

Finalmente, concluímos que o uso de fenitoína para a cura de grandes cavidades de abscesso é uma alternativa aceitável ao método convencional. Recomendamos a sua utilização na cicatrização de feridas. É também segura, facilmente disponível, fácil de aplicar e barata.

Outras recomendações: há várias questões que necessitam de uma avaliação mais aprofundada, como por exemplo:

1. Dose tópica óptima de fenitoína (quantidade e frequência)

2. Possível utilização de diferentes veículos de entrega.

3. Combinação com outros métodos de terapia

4. Absorção sistémica com diferentes tipos de feridas

5. Mecanismo de acção da fenitoína.

REFERÊNCIAS -

1. Richard A Leonard: História da cirurgia. Livro de Texto de Cirurgia de Sabiston 1991, 14ª edição. Pg. 164.
2. Kimball OP, Horan TN. O uso de Dilantin no tratamento da epilepsia. Ann Intern Med 1939; 13:787-93.
3. Bodkin, L. G.: Oral therapy for pruritus ani. Am. J. Dig. Dis. 1945 12:255-257.
4. Shapiro M. Aceleração da cicatrização de feridas gengivais em doentes não epilépticos que recebem difenilidantoína de sódio. Exp Med Surg 1958; 16:41-53.
5. Savini EC, Poitevin R, Poitevin J. Novo tratamento da periodontolise. Rev dontostomatol (Paris). 1972; 19:55-61. 4.
6. Chikhani P. Utilização de fenitoína de sódio no tratamento de doenças periodontais Odontostomatol real (Paris). 1972; 26(98):265-74.
7. Shafer WG, Beatty RE, Davis WB. Efeito do Dilantin sódico na resistência à tracção das feridas cicatrizantes. Proc Soc Exp Biol Med 1958; 98:348-50.
8. Forscher BK, Cecil HC. Estudos bioquímicos sobre inflamação aguda. O efeito da dilantina. J Dent Res. 1957; 36:927-931.
9. Houck JC, Jacob RA, Maengwyn-Davies GD. O efeito da administração de dilantina de sódio sobre a química da pele. J Clin Invest. 1960; 39:1758–1762.
10. Simpson GM, Kunz E, Slafta J. Utilização de difenilidantoína no tratamento de úlceras de perna. N Y State J Med 1965; 65:886-8.
11. Bazin S, Delaunay A. Efeito da fenitoína na maturação do colagénio na pele normal e no tecido de granulação. CR Acad Sci. 1972; 275:509-511.
12. Bauer EA, Cooper TW, Tucker DR, Esterly NB. Fenitoína terapêutica da epidermólise bolhosa distrófica recessiva. N Engl J Med 1980; 303: 776-781.

13. Kosugi T, Kinjo K, Takagi I, Matsuo O, Mihara H, Nishikaze O. Actividade antiplasmática na inflamação de ratos induzida por carragenina. Int J Reacção Tecidual. 1981; 3:173-6.

14. Rodriguez NE, Esparza AS, Andrade PJS, Espejo PI, Chapa AJR. Tratamento da ulceração dos tecidos moles com difenilidantoína tópica. Investir. Med. Int. 1983; 10:184-86.

15. Mendiola-Gonzalez J F, Espejo-Plascencia I, Chapa-Alvarez J R, Rodriguez-Noriega E Difenilidantoina de sódio em queimaduras: efeitos da dor e cura, Investigational Medicine International. 1983; 10:443-447.

16. Barba RJ. Difenilidantoína na lepra, a sua aplicação tópica em úlceras e úlceras tróficas plantares, Apresentado ao XII Congresso Mexicano de Dermatologia, Oaxaca. 1985, 9-12.

17. Bogaert H, Saleta B, Sanchez E, Garcia B. Úlceras de lepra tróficas: Tratamento com fenitoína tópica e sistémica. Int J Dermatol 1990; 29:156-7.

18. Malhotra YK, Amin SS. Papel da fenitoína tópica em úlceras tróficas de hanseníase na Índia. Int J Lepra 1991; 59:337-8.

19. Bajaj SP, Nayar R, Bhandari PS, Topical use of phenytoin in the management of acute burnns, Personal Communication, 1994.

20. El Zayat SG. Experiência preliminar com fenitoína tópica na cicatrização de feridas numa zona de guerra. Mil Med 1989; 28:347-50.

21. Modaghegh B. Salehian M. Tavassoli A. Djamshidi A. Shiekh R. Uso de fenitoína na cura de feridas de guerra e não de guerra. Um estudo piloto de 25 casos. Int J Dermatol 1989; 28:347-350.

22. Muthukumarasamy MG, Sivakumar G, Manoharan G. Fenitoína tópica em úlceras do pé diabético. Diabetes Care 1991; 14:909-11.

23. Vijayasingham SM, Dykes PJ, Marks R. Phenytoin tem pouco efeito nos modelos in vitro de cicatrização de feridas. Br J Dermatol 1991; 125:136-9.

24. Kuebel MA, Yeager VL, Taylor JJ. Efeito da fenitoína e/ou beta-aminopropionitrilo na ferida periosteal induzida cirurgicamente. J Exp Pathol 1985; 2:99-109.

25. Lodha SC, Lohiya ML, Vyas MCR, Bhandari S, Goyal RR, Harsh MK. Papel da fenitoína na cura de grandes cavidades de abscesso. Br J Surg 1991; 78:105-8.

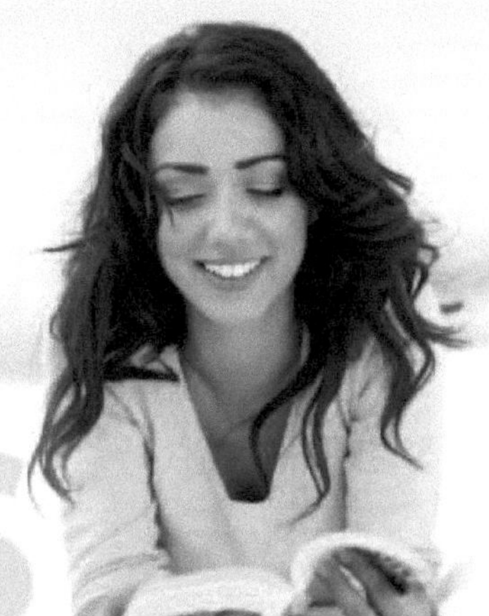

yes
I want morebooks!

Buy your books fast and straightforward online - at one of world's fastest growing online book stores! Environmentally sound due to Print-on-Demand technologies.

Buy your books online at
www.morebooks.shop

Compre os seus livros mais rápido e diretamente na internet, em uma das livrarias on-line com o maior crescimento no mundo! Produção que protege o meio ambiente através das tecnologias de impressão sob demanda.

Compre os seus livros on-line em
www.morebooks.shop

KS OmniScriptum Publishing
Brivibas gatve 197
LV-1039 Riga, Latvia
Telefax: +371 686 204 55

info@omniscriptum.com
www.omniscriptum.com

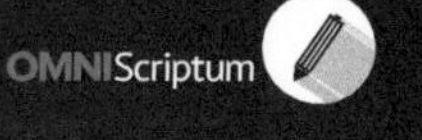

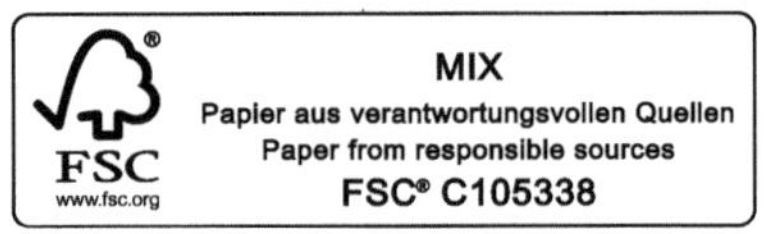

Printed by Books on Demand GmbH, Norderstedt / Germany